OBESIDADE INFANTIL

Editoração Eletrônica
©Brava Propaganda

Design de Capa
©Brava Propaganda

Textos
Lilian Santos / Miriam Wolf

Revisão
Cristina Klein

IMPRESSO NA CHINA
www.eko.com.br

Dados Internacionais de Catalogação na Publicação (CIP)
(Câmara Brasileira do Livro, SP, Brasil)

Obesidade infantil / [Lilian Santos / Miriam Wolf] . -- Blumenau, SC : Editora Eko, 2008. -- (Saúde Básica)

Bibliografia.
ISBN 978-85-7324-719-0

1. Corpo - Peso - Controle 2. Crianças - Nutrição 3. Obesidade em crianças 4. Saúde - Aspectos nutricionais I. Lilian Santos / Miriam Wolf. II Série.

07-9626 CDD-613.25083

Índices para catálogo sistemático:

1. Obesidade infantil : Alimentação adequada : Promoção da saúde 613.25083

OBESIDADE INFANTIL

editora EKÖ

Índice

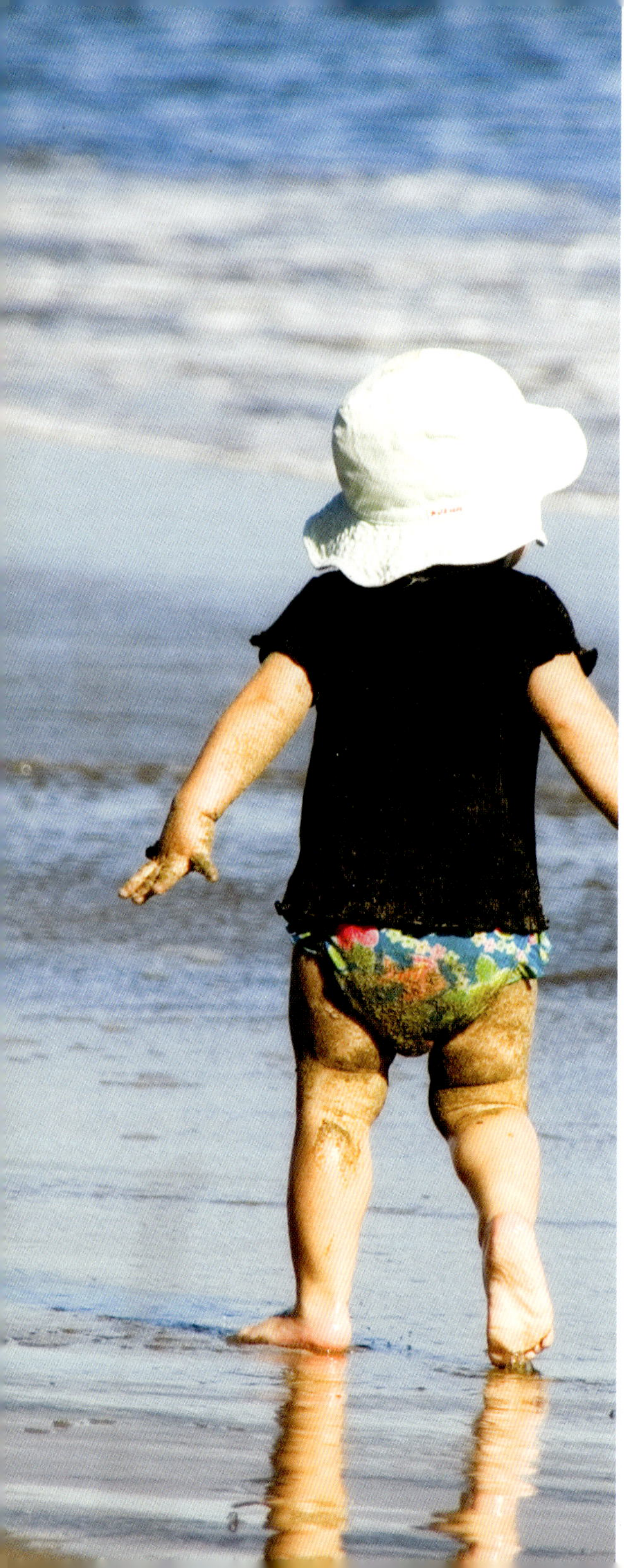

Introdução

Seria muito útil lançar um olhar mais atento para a adequação do peso das crianças. A atenção necessária é no sentido de fornecer a quantidade ideal de alimento para que as crianças se desenvolvam adequadamente, sem chegar à obesidade ainda na infância, pois a obesidade é uma doença crônica que pode ter sérias repercussões clínicas, psicológicas e sociais.

Por outro lado, as crianças estão crescendo e desenvolvendo ossos, dentes, músculos e sangue, portanto elas precisam de mais alimentos nutritivos em proporção ao seu peso do que os adultos.

A prevenção da obesidade infantil deve acontecer até mesmo durante a gestação, momento em que a mãe deverá ter um acompanhamento quanto ao seu ganho de peso, ingerindo uma dieta balanceada e se preparando para a amamentação.

Esperamos que esta leitura possa contribuir com pais e familiares para que sempre fiquem atentos à alimentação e à adequação do peso de seus filhos.

O que é Obesidade?

A obesidade é uma doença crônica com múltiplas complicações. É considerada uma síndrome, ou seja, tem diversos fatores causais e conseqüências em todo o organismo.

O número de pessoas portadoras de obesidade vem crescendo em todo o mundo ocidental, mesmo entre as populações pobres. Trata-se de uma epidemia, portanto, um problema de saúde pública. Nem as crianças escapam dessa epidemia! Tanto que, no Brasil, 10% das crianças estão obesas.

Note que existe uma diferença entre estar obeso e estar acima do peso (Veja curvas em anexo). Se considerarmos aquelas que estão acima do peso, esse percentual aumenta significativamente.

A obesidade é caracterizada por um excesso de tecido gorduroso, que leva a um comprometimento da saúde. Esse prejuízo à saúde nem sempre é observado inicialmente.

Há diversas maneiras de saber se a pessoa é ou não gorda, ou seja, de se classificar a obesidade. A maneira mais simples e comum de classificar a obesidade é pela relação de peso e altura.

Nas crianças, além do peso e altura, a idade é muito importante na avaliação da adequação antropométrica.

A causa mais evidente da obesidade é ingerir mais calorias que as necessárias, ou seja, comer mais do que se gasta. Este consumo excessivo de alimentos pode iniciar-se em fases muito remotas da vida, nas quais as influências culturais e os hábitos familiares possuem um papel fundamental. Por isso, dizemos que a obesidade possui fatores de caráter múltiplo, tais como os genéticos, psicossociais, culturais e orgânicos. A obesidade, portanto, é gerada pela interação entre fatores genéticos e culturais, assim como familiares, sendo a obesidade infantil aquela em que os fatores familiares têm papel preponderante.

A Obesidade Infantil é igual a do adulto?

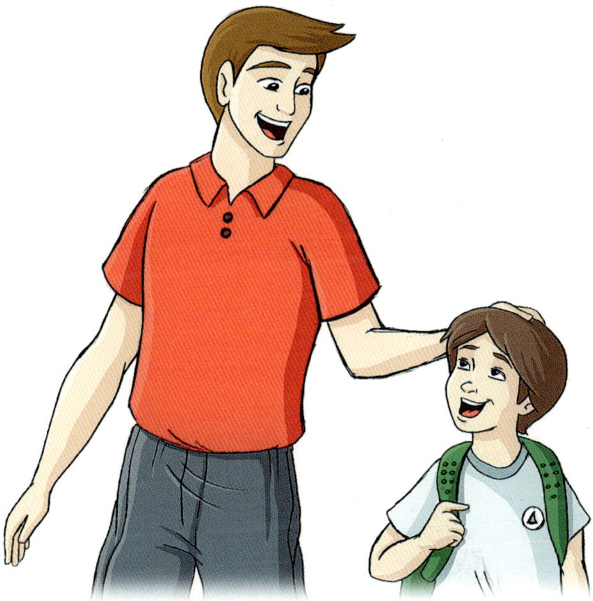

Conceitualmente, obesidade é obesidade. Nas crianças, ela apresenta as mesmas causas que nos adultos: ingerir mais calorias do que se gasta. Porém, os hábitos familiares têm uma influência muito grande para os pequeninos. Esses hábitos dizem respeito àquilo que a família come, onde come, quando come e o quanto come. E, também, às atividades físicas e recreacionais do grupo familiar. Ou seja, quanto se come e quanto se gasta!!!
As conseqüências da obesidade nas crianças não são muito diferentes daquelas do adulto. Podem, inclusive, ser mais graves, já que o início da patologia é bastante precoce, o que torna os pequeninos muito mais vulneráveis.

O tecido gorduroso é formado por células adiposas que ficam cheias de gordura, quando a pessoa engorda, e mais murchas, quando ocorre o emagrecimento. São como balões que enchem e se esvaziam, porém não desaparecem. Estão sempre, para o resto da vida, esperando para serem preenchidos. Portanto, quanto mais células adiposas o indivíduo possuir, mais "ansioso" o organismo ficará para preenchê-las.

A pessoa nasce com um determinado número de células adiposas e, em alguns períodos da vida, pode formar novas células. A infância, a adolescência e a gestação são os momentos em que isso pode ocorrer. Essas novas células são formadas quando aquelas já existentes estão cheias e, após sua formação, o organismo se torna ávido por comida para que as novas células sejam preenchidas.

Esse mecanismo torna a infância e a adolescência fases especialmente vulneráveis, onde o excesso de peso pode levar a uma tendência à obesidade para o resto da vida.

Engordar na infância é mais perigoso do que parece. Desde o primeiro ano de idade até os dez anos, as células adiposas das crianças estão em multiplicação. Isso significa que elas terão mais depósitos de gordura para serem preenchidos ao longo da vida, porque têm mais células formadas para esse fim. Criança obesa com dois anos de idade tem 50% de chances de se tornar um adulto obeso. Aos dez anos, o índice salta para 60%.

Obesidade Infantil: Mais comum do que parece!

A obesidade infantil já é considerada um problema sério de saúde pública no mundo. Tem sido responsável por um fenômeno que assusta a comunidade médica: doenças antes exclusivas do adulto acometem também os pequenos.

É cada vez mais comum encontrar crianças de dez anos com colesterol alto, hipertensão e diabetes tipo dois (2), principais fatores de risco para doenças do coração.

A situação é tão caótica que uma em cada dez crianças está obesa, segundo dados recentes da Organização Mundial da Saúde. Um estudo americano mostrou que 20% das crianças, na faixa dos dez anos, que moram nos grandes centros urbanos estão com a pressão alta. No Brasil, é cada vez maior o índice de pressão alta e até diabetes em crianças obesas.

Em que fase na vida devemos nos preocupar?

Os períodos críticos de surgimento da obesidade progressiva são: o primeiro ano de vida, a fase pré-escolar e a puberdade. A obesidade progressiva se associa à obesidade hiperplásica, ou seja, aquela em que ocorre um aumento da quantidade de células adiposas, o que dificulta o controle de peso corporal na idade adulta.

Mas, isso tudo é muito técnico. A grande questão para os pais é saber quando o seu filho corre perigo. Tornar-se obeso não é o mesmo que levar um tombo. Claro que isso não ocorre de um dia para o outro, é progressivo!

Portanto, o acompanhamento do crescimento e desenvolvimento é fundamental. Toda criança tem uma caderneta de saúde, onde são anotados o peso, a altura e a idade. Basta um olhar mais atento dos pais para perceber se está acima do normal. Crianças muito grandes, muito altas para a idade, podem "esconder" a obesidade. Ou seja, crescem muito, porque estão comendo demais.

O problema é que os pais têm dificuldades para enxergar os defeitos dos filhos. E isso vale também para a obesidade.

Em uma pesquisa no Reino Unido foram entrevistadas 300 crianças obesas com sete anos de idade e os respectivos pais. Os pesquisadores constataram que 33% das mães e 57% dos pais achavam que seus filhos obesos estavam dentro do padrão normal.

Apenas um quarto dos pais de crianças com excesso de peso, e não obesas, conseguiram perceber a realidade. Não reconhecer o problema significa também desconhecer os riscos que ele representa para a saúde das crianças.

A maioria dos pais só percebe que a criança está acima do peso quando ela já está obesa. Por trás dessa dificuldade, há um misto de tudo: falta de atenção, falta de tempo e superproteção.

Muitos ainda acham que uma criança gordinha é sinal de saúde. Acabam percebendo o equívoco apenas quando a criança já está com conseqüências importantes para a saúde: colesterol elevado, pressão alta, problemas ortopédicos, diabetes.

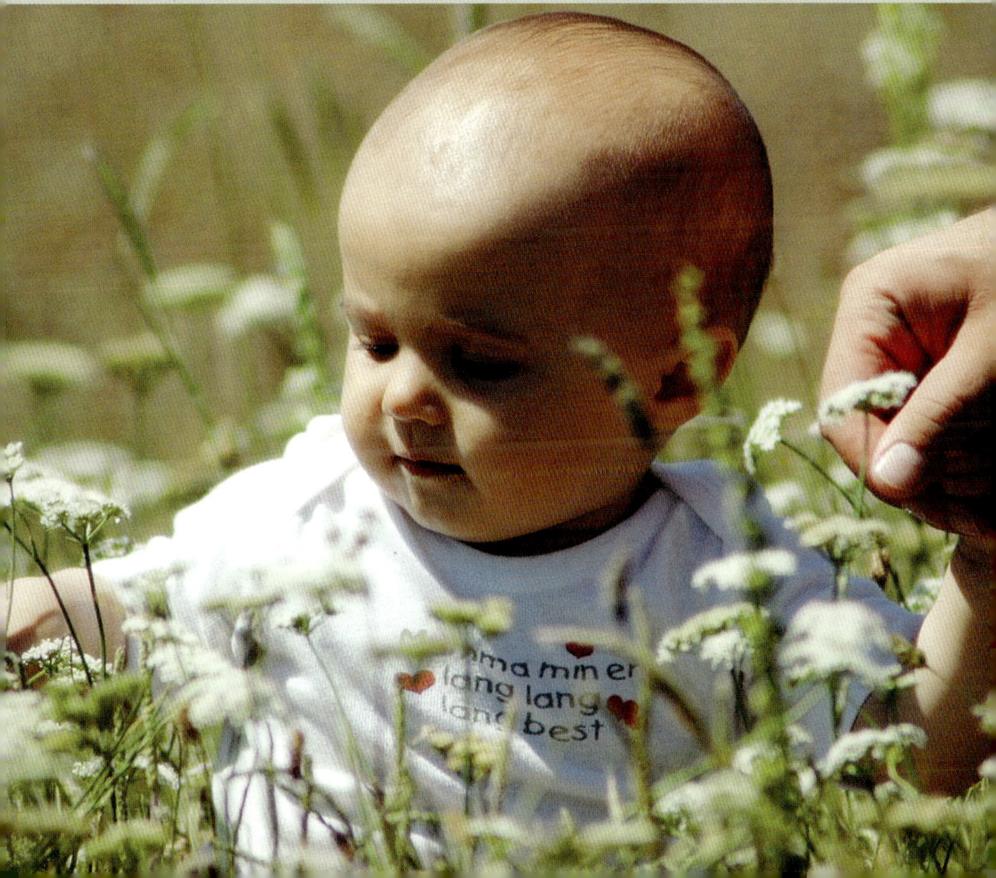

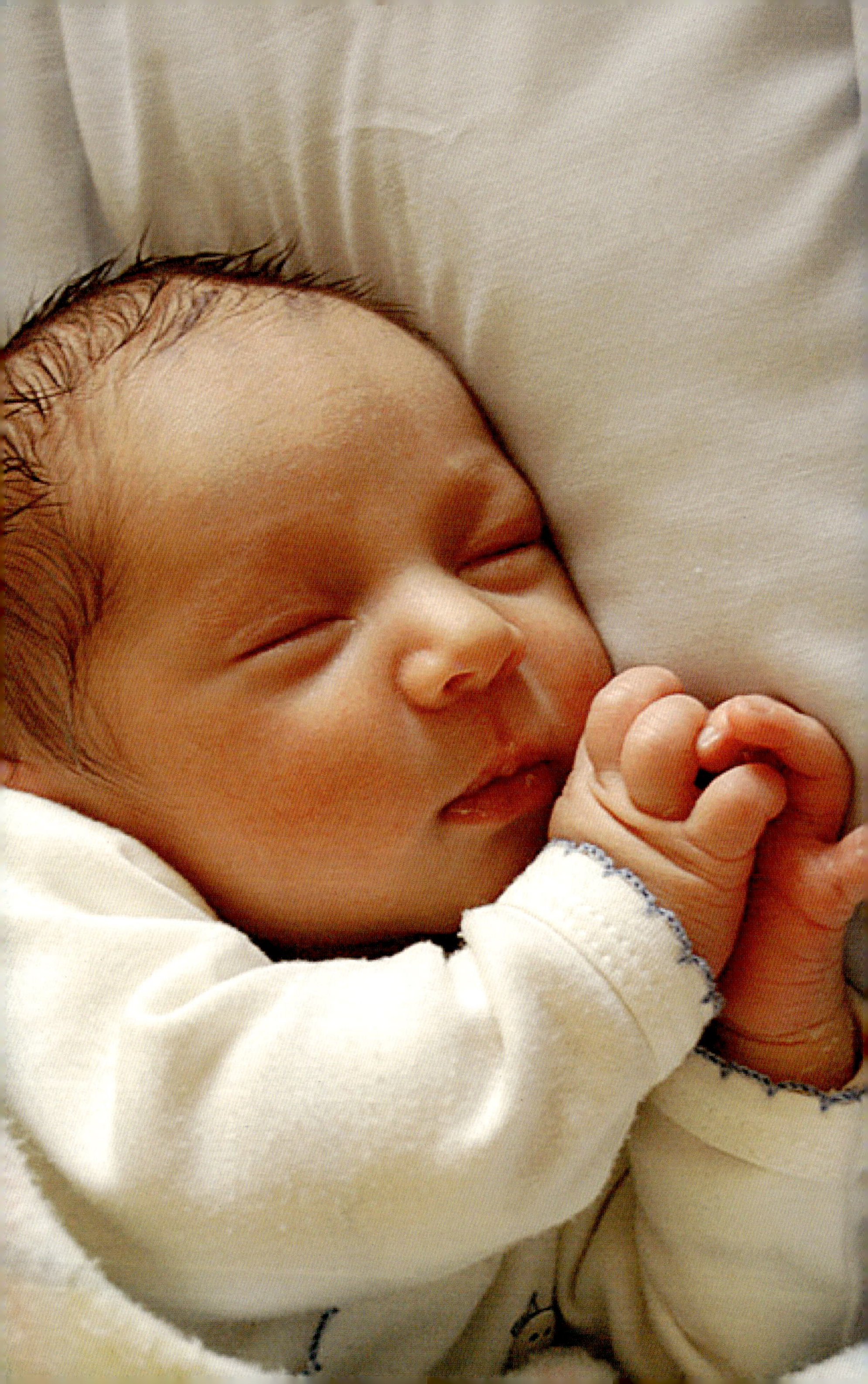

Fatores que contribuem para a obesidade

Biológicos

a) Capacidade de armazenar energia

A raça humana, no tempo das cavernas, necessitava correr atrás da caça para poder comer. E, em muitos momentos, faltava comida. Para a sobrevivência da raça a humanidade foi dotada de mecanismos para armazenar energia com o objetivo de manter a vida nos momentos de falta de alimentos. Armazenar energia é armazenar gordura, ou seja, engordar. Apenas os indivíduos que tinham esta capacidade sobreviveram e deixaram descendentes. Atualmente a falta de alimentos não preocupa uma grande parcela da população. Ao contrário, a oferta é muito grande. Por outro lado, o esforço para a obtenção de alimentos é muito pequeno, basta abrir a geladeira.

Nas crianças o armazenamento de energia é ainda mais importante, pois isso possibilita o crescimento e desenvolvimento adequados. A restrição inadequada de alimentos, ou mesmo o comprometimento da qualidade da alimentação, pode desencadear carências alimentares. Este aspecto leva muitos pais, avós e mesmo alguns profissionais a terem receio ao recomendar menor ingestão alimentar.

b) Sono

É de conhecimento público que as crianças necessitam de mais horas de sono que os adultos. Quanto menor a criança, mais tempo de sono se faz necessário. Um recém-nascido precisa de 20 horas de sono por dia, enquanto que um adolescente necessita de 9 a 10 horas. Durante o sono são secretados hormônios que possibilitam o repouso do corpo e do cérebro e hormônios do crescimento. Além de fazer crescer os hormônios secretados durante o sono, formam-se músculos, que são tecidos metabolicamente ativos, ou seja, gastam energia, tornando o organismo menos propenso a engordar.

Outra função importante do sono é reparar o estresse. Talvez você pergunte: criança tem estresse? Sim. Muitas têm estresse físico e mental por excesso de atividades. Mas não é exatamente desse estresse ao qual estamos nos referindo, mas sim o estresse metabólico, do funcionamento do organismo. O crescimento e desenvolvimento requerem muitas funções do organismo, que necessitam de repouso. A criança que não dorme o suficiente tem mais dificuldade para emagrecer, mais chance de apresentar glicemia elevada, colesterol acima dos níveis recomendados e pressão alta. O organismo humano foi concebido para dormir à noite e ficar alerta durante o dia. Essa função é regulada por glândulas que percebem a luz e induzem ao sono. A vida moderna, com a presença de luz forte mesmo durante a noite, e diversões noturnas, como a tv, afetam os horários de sono e vigília, levando muitas pessoas a dormirem tarde e acordarem mais tarde ainda, trazendo uma série de distúrbios ao organismo. As crianças também são vítimas, pois querem assistir televisão até tarde e, muitas vezes, passam boa parte da manhã na cama; outras ainda têm que acordar cedo para ir à escola, sendo que ambos os grupos são prejudicados.

Fatores sociais e emocionais que contribuem para a obesidade infantil

O mundo atual é altamente competitivo. A frase do momento é: "Só vencem os melhores!!!" A criança, por menor que seja, está inserida neste mundo e absorve esses valores através da família, dos amigos e dos meios de comunicação.

A competitividade leva os pais a trabalharem muito e não terem tempo para os filhos. As crianças acabam assumindo uma série de compromissos com cursos e estudos, que reduzem muito seu tempo para brincadeiras. Por outro lado, existe a questão da segurança, que limita as atividades físicas e ao ar livre. O tempo livre é então ocupado por computador, vídeo game e televisão, atividades que podem estressar ainda mais os pequeninos.

Os pais tentam compensar sua ausência sendo permissivos para com as exigências das crianças, que solicitam novos brinquedos e guloseimas a todo instante. O lazer da família passa a ser as idas aos shoppings, restaurantes e lanchonetes, comportamento que só agrava o problema.

O longo tempo de exposição da criança à televisão a torna ainda mais vulnerável a uma mídia poderosa que reforça os padrões estéticos inatingíveis da per-

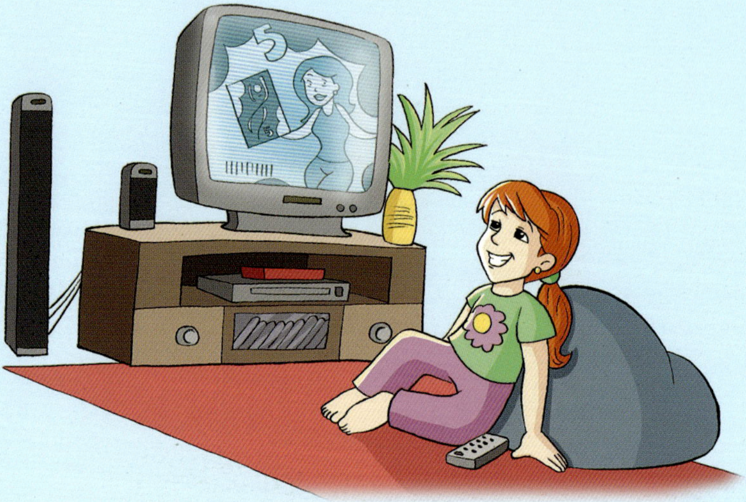

feição e da magreza. Por outro lado, apresenta tentações irresistíveis com todos os tipos de alimentos industrializados, cheios de calorias e vazios de nutrientes. Sem esquecer a promessa de produtos milagrosos para obter um corpo perfeito. Pesquisas revelam que a exposição de uma criança por 30 segundos a um comercial é capaz de influenciá-la na escolha dos alimentos. Outros estudos apontam que crianças que passam cinco horas por dia assistindo televisão têm uma probabilidade 5,3 vezes maior de apresentar obesidade do que aquelas que assistem apenas duas horas por dia.

Esse é o cenário moderno, que gera muita ansiedade, baixa auto-estima, busca por produtos milagrosos, frustração e infelicidade em qualquer adulto. Imagine nas crianças!!

Toda essa frustração recai, entre outras coisas, sobre a comida, gerando um contingente enorme de obesos e outros ainda com bulimia ou anorexia.

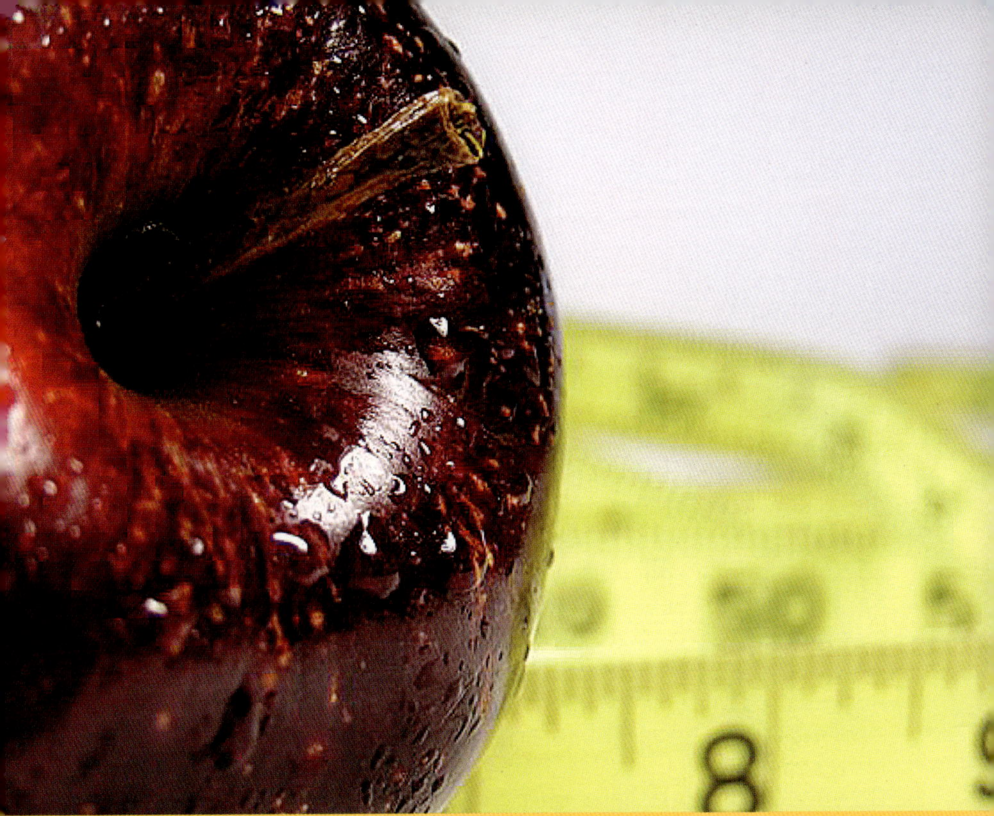

Alimentos e sua classificação

Se você tem um filho com obesidade, ou mesmo com sobrepeso, preste bastante atenção na sua alimentação, na alimentação da sua família e, finalmente, na alimentação do seu filho. A alimentação correta é que fará a diferença entre uma vida saudável ou cheia de complicações.

Vamos entender um pouquinho melhor como é uma alimentação adequada:

Alimentos e nutrientes são a mesma coisa?
Alimento é tudo que comemos ou bebemos e nutrientes são os elementos fornecidos pelos alimentos com a finalidade de preservar a nossa saúde.
Os nutrientes formam o nosso corpo, ossos, músculos etc e mantêm o funcionamento adequado dos nossos órgãos.

Para ilustrar a diferença entre alimentação e nutrição vamos imaginar que uma pessoa resolveu comer um único tipo de alimento – carne, por exemplo, até ficar completamente satisfeita. Ela sente-se bem alimentada. Porém, não está bem nutrida, pois faltam muitos elementos para que a nutrição esteja completa. Nenhum alimento sozinho contém todos os nutrientes necessários para o organismo. Por isso é preciso consumir diversos tipos de alimentos para obter todos os nutrientes.
Os alimentos fornecem também a energia para o nosso corpo. A energia dos alimentos é medida em calorias. Todo alimento com exceção da água possui calorias. Quando a pessoa ingere uma quantidade de calorias maior do que ela necessita, acaba engordando.

Para melhor conhecermos os alimentos, vamos dividi-los em grupos:
Quais são esses grupos e para que servem?

a) Construtores
Aqui estão incluídos os alimentos que possuem grande quantidade de proteínas - palavra derivada do grego e que significa ¨de primeira qualidade¨. Também estão incluídos na categoria de construtores alguns minerais, como Cálcio, Ferro e outros.
As proteínas e minerais, quando comparados aos ti-

jolos de uma obra, são os blocos construtores da vida. Os construtores são responsáveis pelo crescimento das crianças e pela reparação dos órgãos e tecidos dos adultos. Os construtores encontram-se principalmente nos seguintes alimentos: carnes de todos os tipos, leite, ovos, feijão e soja.

b) Energéticos

Este grupo funciona como combustível. Fornece a maior parte da energia necessária para uma pessoa se movimentar, executar trabalhos, para o coração funcionar, o sangue circular, enfim, viver. Sendo comparados a uma obra seriam o trabalho, a mão-de-obra necessária à construção.

Nesse grupo estão incluídos os carboidratos (pão, macarrão, batata etc) e as gorduras (óleo, nata, manteiga, margarina, gordura das carnes etc).

Os carboidratos fornecem energia para gastar, enquanto que a energia fornecida pelas gorduras é preferencialmente utilizada para armazenar, ou seja, engorda mais facilmente.

c) Reguladores

Este grupo tem a função de regular o funcionamento do organismo. Na nossa obra hipotética seria o cimento, areia, água, cal, importantes para a junção, fixação, solidez da mesma. O grupo dos alimentos reguladores é formado pelas vitaminas e minerais. Existem diversos tipos de vitaminas e minerais e cada um deles desempenha um papel importante e diferente no organismo. Os alimentos que fornecem vitaminas e minerais são as frutas, verduras e legumes.

Considerações importantes:

- Devemos ter cuidado ao escolher os alimentos energéticos que têm gordura, evitando as de origem animal,

como nata, manteiga, banha, toucinho, bacon e as gorduras das carnes, pois essas são chamadas de gorduras saturadas, responsáveis pelo aumento do colesterol, e conseqüentes problemas cardíacos e circulatórios.
- É importante lembrar que as gorduras Trans devem ser evitadas também pelo aumento do colesterol e de doenças coronarianas. Esta gordura é proveniente dos ácidos graxos que sofreram a transformação industrial. Podemos encontrá-la em algumas margarinas, salgadinhos, biscoitos recheados entre outros alimentos industrializados.
- As principais influências na escolha dos alimentos nos primeiros anos de desenvolvimento incluem ambiente familiar, tendências sociais, meios de comunicação, pressão dos colegas e enfermidades.

Como os pais podem ajudar?

Se a criança ou adolescente está acima do peso, sofre preconceito e pressão na escola, dos amigos e no próprio ambiente familiar, através dos irmãos e mesmo dos pais. É comum os avós contrariarem as orientações dos pais, apoiando o consumo de alimentos calóricos e os irmãos atribuírem apelidos.

a) Companherismo
- Procure ser mais companheiro das crianças, reservando pelo menos uma hora do dia para dedicar-se apenas aos seus filhos;
- Fazer atividades ao ar livre junto com seu filho ajuda bastante. Tente jogar bola, andar de bicicleta, fazer um passeio num parque;
- Algumas brincadeiras, mesmo dentro de casa podem ajudar, como pular, dançar, ou mesmo aqueles jogos, tipo tape-

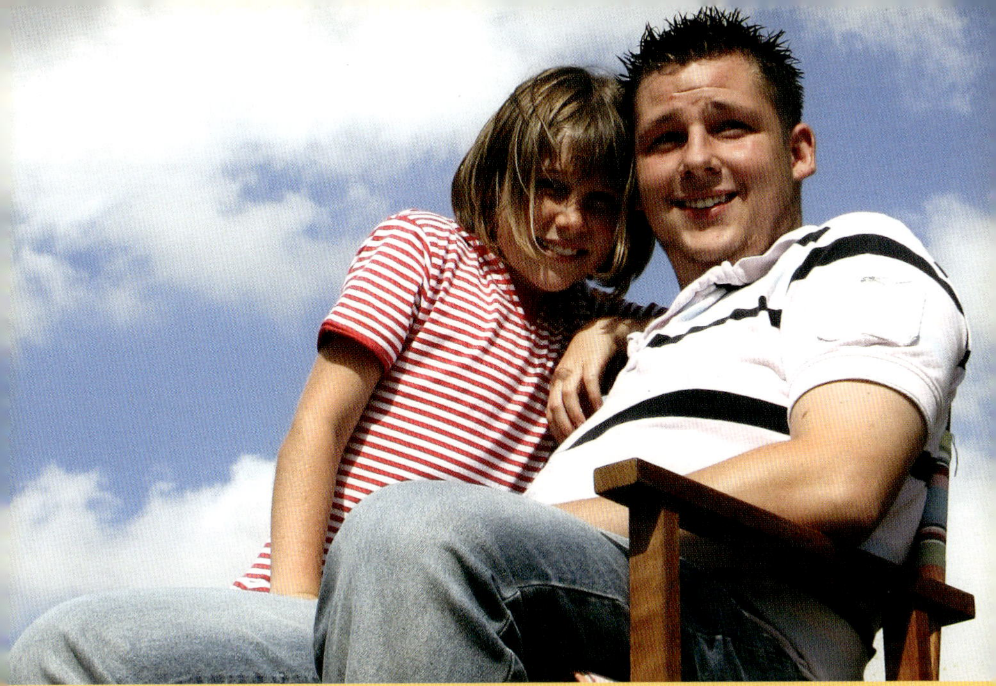

tes, em que a criança e os pais devem pisar no quadradinho certo, obedecendo ao ritmo de uma música.

b) Atividade Física

- Matricular a criança em algum esporte. Isto ajuda a melhorar a aptidão física e a auto-estima. Crianças muito obesas poderão ter dificuldade, ou mesmo vergonha. Talvez possam começar com atividades recreativas e caminhadas, preferencialmente acompanhadas dos pais. Após uma pequena redução no peso, a criança melhora a auto-estima e a aptidão, estando mais preparada para enfrentar desafios maiores, como um esporte individual ou coletivo.

c) Alimentação da família

- A alimentação da família deve ser adequada àquilo que a criança deve comer. Nenhuma criança tem necessidade de guloseimas, salgadinhos, balas, doces, sorvetes, fast-food, refrigerantes e sucos artificiais. Esses itens podem ser esporádicos. Ter firmeza e argumentar em favor da saúde é uma saída, inclusive quando existe na mesma família uma criança magra. Por outro lado, toda criança

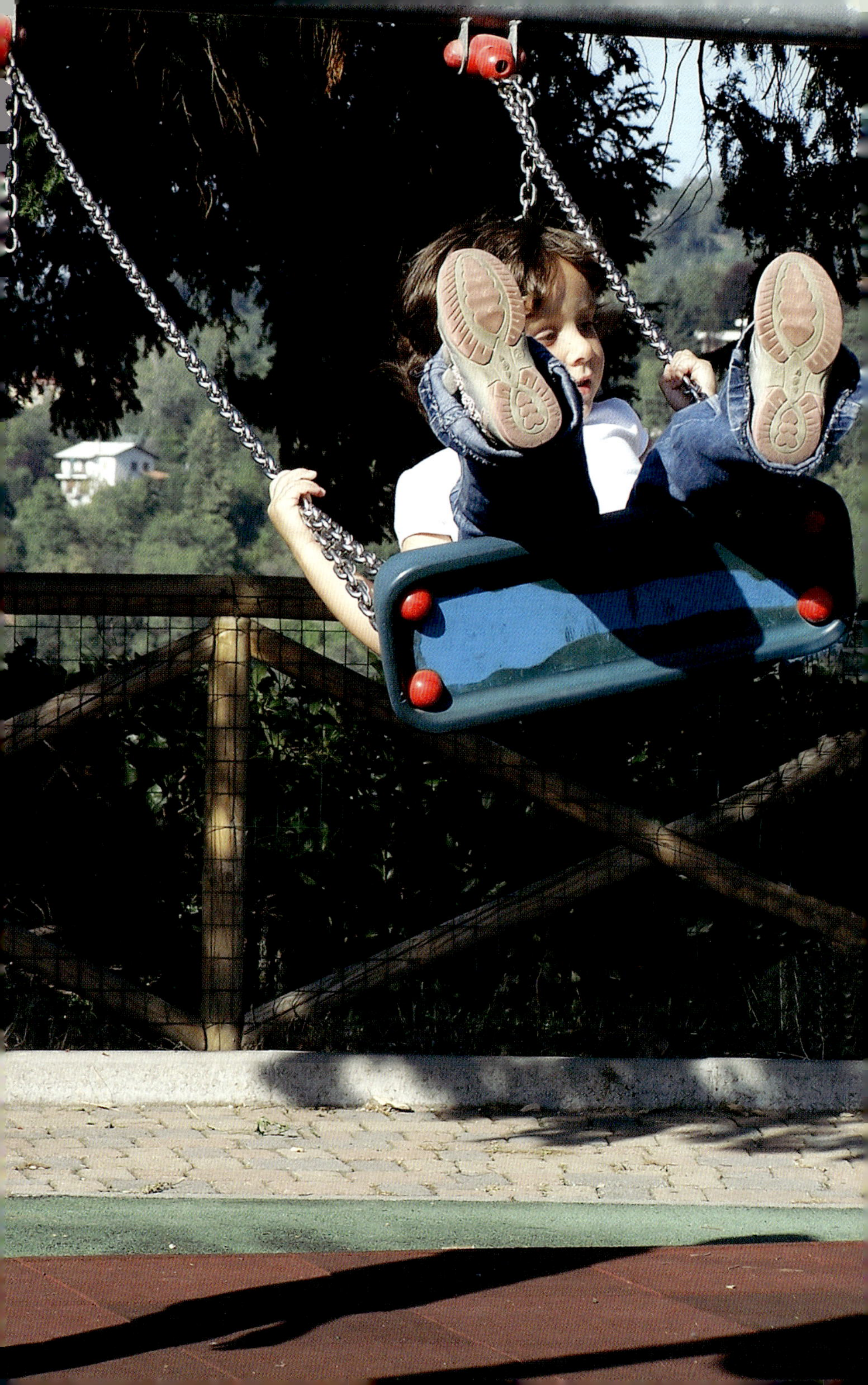

necessita, para o seu desenvolvimento, de frutas, verduras, carne, leite e ovos, pois a falta de nutrientes pode gerar doenças. Aqui entra a questão do limite, tão importante para a criança quanto difícil para alguns pais. Ser permissivo nesse quesito pode significar a diferença entre a saúde e a doença, entre a adequação e a eterna busca pelo peso ideal.

d) Percepção da saciedade

- Culpar a criança por consumir uma quantidade ou tipo de alimento inadequado não resolve. Se a criança toma refrigerante é porque alguém comprou. Por outro lado, se ela come uma quantidade excessiva de alimentos é porque não consegue perceber quando está saciada.
- Os pais podem ajudar:

• Solicitar que o pequenino faça uma pausa após consumir determinada quantidade de alimentos;
• Pedir que respire bem fundo e calmamente, pelo menos por 3 vezes;
• Colocar levemente as mãos sobre o estômago;
• Fechar os olhos e tentar perceber o quanto o estômago está cheio ou vazio;
• Se a criança julgar que ainda tem fome, pode comer um pouquinho mais e repetir o procedimento.

A repetição desta estratégia faz com que a criança perceba, ao longo do tempo, quando o estômago está cheio. O ideal é parar de comer antes que fique completamente cheio.
Dever ser explicado que, assim, o estômago não aumenta de tamanho e são evitadas dores estomacais, azia e mal-estar por comer demais.

e) Determinação de horários

Depois de todo o exposto nos capítulos acima, fica fácil apontar onde estão os erros que levaram ao excesso de peso. Inicialmente, toda criança, ou mesmo adulto, necessita de uma certa dose de disciplina. E não existe disciplina sem horário.
- Determinar os horários de dormir e acordar, seguindo as recomendações de cada faixa etária, é o primeiro passo para uma vida saudável;
- Posteriormente os horários das refeições devem ser ajustados. É impossível realizar uma reeducação alimentar sem

horários determinados. A criança deve fazer 3 refeições por dia e de 2 a 3 lanchinhos nos intervalos, comendo a cada 3 horas aproximadamente;
- O tempo dedicado à televisão, vídeo game e computador deve ser limitado a 2 ou 3 horas por dia;
- Reservar, no mínimo, 1 hora por dia para atividades físicas;
- E o restante do tempo deve ser para brincar com outras crianças.

A importância do Desjejum

O desjejum é talvez a refeição mais importante, pois é o momento em que o organismo mais necessita de energia, já que tem o dia todo para gastá-la. Por outro lado, é a refeição mais negligenciada, em função da pressa e porque a maioria das pessoas não sente fome pela manhã.
A inversão dos horários de sono leva também a inversão nos horários de fome. Os adultos e mesmo as crianças ficam, até tarde, na frente da televisão e do computador e acabam sentindo fome. Comem e vão dormir. Claro que essa refeição não foi gasta, levando-os a engordar. Conseqüentemente, não sentem fome pela manhã. Acordam em cima da hora e vão correndo para as sua atividades.
Ano após ano o ciclo se repete, contribuindo cada vez mais para a obesidade. Inverter esse hábito é difícil, mas deve ser iniciado com a redução gradual dos alimentos no horário da noite e a introdução gradativa do desjejum, até que o hábito se fixe. A realização do desjejum, o parcelamento das refeições em 5 a 6 por dia e a redução do hábito de comer noturno, contribuem para um metabolismo mais saudável, com maior gasto de energia, mesmo que o consumo de calorias permaneça igual.

Complicações da obesidade infantil

A obesidade infantil não é apenas uma condição passageira da criança. É uma verdadeira patologia, que apresenta efeitos danosos por todo o organismo. Todas essas alterações podem ser reversíveis, desde que o peso volte ao normal. Via de regra, é necessário uma intervenção profissional, muitas vezes com recomendação de redução do peso, com o cuidado, porém, de manter o crescimento da criança dentro dos níveis esperados. Os principais problemas foram listados abaixo. Vale lembrar de que se trata de condições que levam alguns anos para se desenvolver. O melhor é agir antes que qualquer uma delas se manifeste.

- Problemas ortopédicos;
- Problemas de coluna;
- Colesterol elevado;
- Pressão alta;
- Diabetes;
- Baixa alta-estima;
- Problemas de socialização;
- Depressão infantil;
- Inaptidão física;
- Cansaço crônico;
- Azia;
- Má digestão;
- Refluxo;
- Gastrite;
- Celulite;
- Estrias;
- Assaduras.

A pirâmide

Antes de 1 ano de idade, devemos lembrar de que a mãe deve seguir a orientação do nutricionista ou pediatra do seu filho. Ter cuidado em relação aos conselhos dos amigos. Lembre-se que a saúde do seu filho só depende do seu encaminhamento correto para a introdução dos hábitos alimentares.
Salientamos ainda que, de acordo com as recomendações do Ministério da Saúde/OPAS e a Sociedade Brasileira de Pediatria: o aleitamento materno deveria ser exclusivo até os seis meses, sem oferecer água, chás ou quaisquer outros alimentos.

A pirâmide dos alimentos é uma forma de visualizar as proporções ou quantidade e qualidade dos alimentos para um grupo de pessoas. Apresentamos a pirâmide dos alimentos adaptada à quantidade média de ingestão de alimento para a infância, por grupo alimentar:

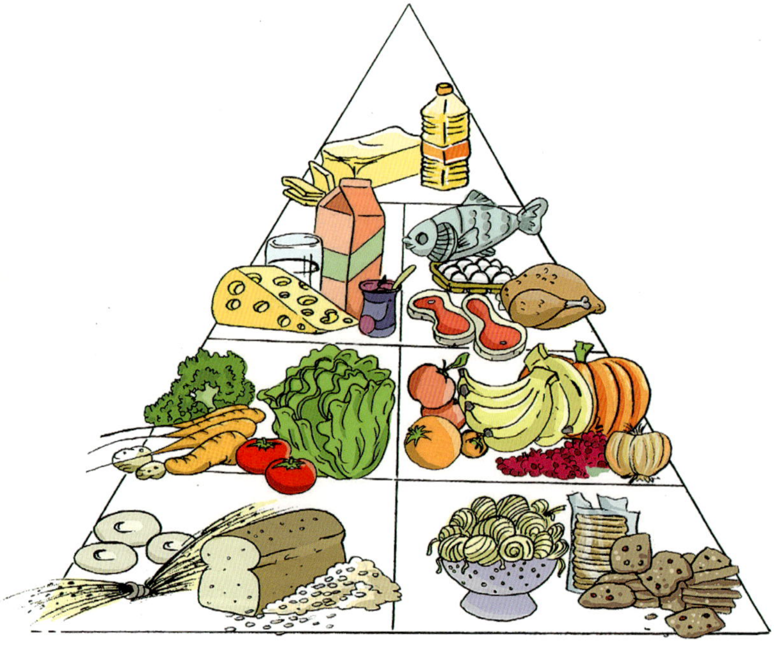

Para crianças de 1 a 3 anos

1. O grupo dos pães e cereais (arroz, macarrão, batata) deve ser ingerido em torno de 3 a 5 porções, sempre dando preferência a grãos integrais, lembrando que esta quantidade de fibras na dieta é o ideal para um bom funcionamento intestinal;
2. O grupo das frutas apresenta uma quantidade de 3 a 4 porções;
3. O grupo de vegetais e legumes 3 porções;
4. O grupo de carnes e ovos, 2 porções;
5. O grupo de leite, queijo e iogurtes, 3 porções;
6. O grupo dos feijões, 1 porção;
7. O grupo de gorduras, açúcares e doces deve ser ingerido esporadicamente.

Incluir na sua pirâmide o azeite de oliva, óleo de canola, óleo de amendoim, nozes, amêndoas, azeitonas e abacates.

Vamos lembrar de que o hábito alimentar do nosso filho tem muito do nosso hábito alimentar!

A criança não nasce querendo DOCES, GULOSEIMAS. São os pais que os oferecem ou permitem que outros os ofereçam a seus filhos, fazendo, com isso, que ESTES ALIMENTOS NÃO NECESSÁRIOS façam parte do seu hábito alimentar.

Para melhor compreender e montar a pirâmide do seu filho apresentamos uma pequena tabela de porções de alimentos usuais:

Grupo de pães e cereais

Arroz, milho, batata doce, fubá, inhame, pão, centeio, amido de milho, cará, aveia, batata inglesa, macarrão, creme de arroz, aipim, batata baroa (mandioquinha).
Cereal (arroz) cozido: 60 a 80g ou 2 a 3c. de sopa.

Tubérculo cozido (batata): 100 a 150g (1 unidade média)
Macarrão cozido: 50 g (2 c. sopa)
Farinhas: 2 g (1 c. sopa).
Pão francês: 25 g (½ unidade)
Pão de forma: 25 g (1 fatia)

Grupo das frutas

Abacaxi, ameixa, morango, maçã, pêra, goiaba, laranja, mamão, limão, banana, figo, maracujá,. acerola, abacate, kiwi, melancia entre outras.
De 60 a 80 g (1/2 unidade média)

Grupo dos vegetais e legumes

Abóbora, abobrinha, acelga, espinafre, couve-flor, vagem, couve, beterraba, cenoura, chicória entre outras.
Legumes: 20 g (1 c. sopa de alimento picado).
Folhosos: 30 g (2 folhas médias ou 4 pequenas).

Grupo das carnes e ovos

Peixe, frango, boi, coração, fígado de galinha, ovos.
De 30 a 50 g (2 c.sopa)
Ovo: 1 unidade.

Grupo do leite, queijo e iogurte

Se ainda utilizar o leite materno, o consumo deste é livre.
Leite artificial: 150 ml (1 copo americano). Indica-se no primeiro ano não oferecer puro, mas misturado a outros alimentos como cereais, frutas e tubérculos.
Iogurte: 1 pote.
Queijo: 30 g (1 fatia pequena).
Lembrando: devemos ter o cuidado para não oferecer à criança alimentos industrializados que contenham corantes artificiais.

Alimentação no segundo ano de vida

As refeições com sal devem ser semelhantes às dos adultos, sempre respeitando a quantidade aceita pela criança. Sempre ter em mente que o seu exemplo é fundamental. Deve-se consumir alimentos sem exagero e no horário das refeições tentar manter a calma para que ela aconteça de uma maneira mais tranqüila.

Todos os tipos de carnes (frango, gado ou carne vermelha e peixe) já podem ser utilizados, bem como as vísceras.

Deve-se estimular o consumo de verduras, lembrando que as de folhas verdes escuras apresentam maior teor de ferro, cálcio e vitaminas. Quando associadas a sucos de frutas naturais (vitamina C) melhoram a absorção de ferro.

Para o lanche pode-se estimular a utilização de iogurtes, frutas, saladas de frutas, pão com queijo, leite.

Uma ingestão média de 500 ml de leite deve ser incentivada, e os derivados (iogurtes, queijos) também fazem parte desta quantidade sugerida. Cada fatia de queijo equivale a 1 copo de leite.

Alimentação a partir dos três anos de vida

Devemos cuidar para que a criança tenha uma média de quatro refeições ao dia, estabelecendo horários, porém sem rigidez.

A alimentação deve ser a mesma dos adultos, evitando-se o consumo de doces e refrigerantes nos intervalos das refeições.

Incentivar o consumo de alimentos ricos em ferro (carnes, vísceras, leguminosas e verduras) e os ricos em carboidratos, em decorrência do aumento das atividades físicas.

Alimentação em idade pré-escolar

Nesta fase normalmente o apetite da criança diminui, pois o crescimento é mais lento durante esses anos, freqüentemente causando preocupação nos pais. As crianças possuem um interesse diminuído pelo alimento e um interesse crescente pelo mundo ao redor.

Aí é que devemos ter cuidado. É nesse momento que alguns pais podem ficar preocupados, pois os filhos não aceitam os alimentos que anteriormente comiam. Receosos de que a criança fique com fome ou doente, passam a oferecer guloseimas que têm uma quantidade de gordura e corantes não necessários para ela. Na verdade, os pais incluem as "bobajetes" no seu hábito alimentar.

Devido ao apetite alterado nesta fase, a criança aceita melhor pequenas porções de alimento, que devem ser oferecidas várias vezes ao dia. A maioria das crianças alimenta-se de quatro a seis vezes ao dia, tornando os lanches tão importantes quanto as refeições, em termos de sua contribuição para a ingestão total de nutrientes. Por isso, devemos cuidar na escolha dos alimentos nos lanches.

* IMPORTANTE LEMBRAR QUE A CAPACIDADE GÁSTRICA (TAMANHO DO ESTÔMAGO) DA CRIANÇA NESSA IDADE É DE, APROXIMADAMENTE, 300ML. PORTANTO, 1 COPO DE SUCO OU REFRIGERANTE, OU MESMO ÁGUA, PODE SACIAR COMPLETAMENTE.

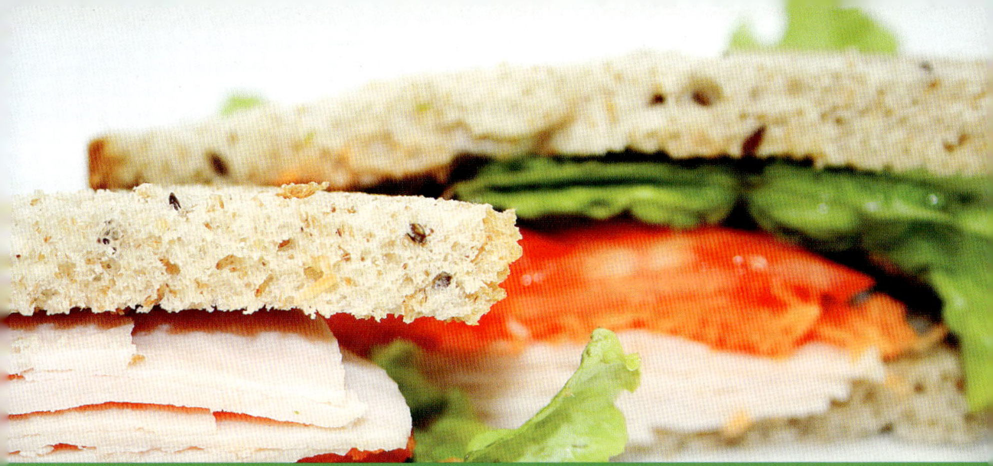

Principais cuidados nutricionais

Alimentos cujo consumo devemos incentivar:

- Carnes magras; frutas; alimentos integrais e/ou ricos em fibras; verduras de modo geral etc;
- Deixar o alimento separado na medida necessária para o consumo, pois o excesso de alimentos à mesa pode despertar um maior apetite.

Alimentos que devemos excluir ou reduzir consideravelmente do cardápio:

- Alimentos fritos; alimentos à milanesa; maionese; chocolates; creme de leite; manteiga; margarina; refrigerantes; bolachas recheadas; pizzas; salgadinhos, qualquer petisco antes ou entre as refeições, excesso de suco de frutas;
- Cuidado para não valorizar demais estes alimentos, pois quanto mais proibido, maior a vontade de consumi-los. Deve-se reduzir o consumo lentamente.

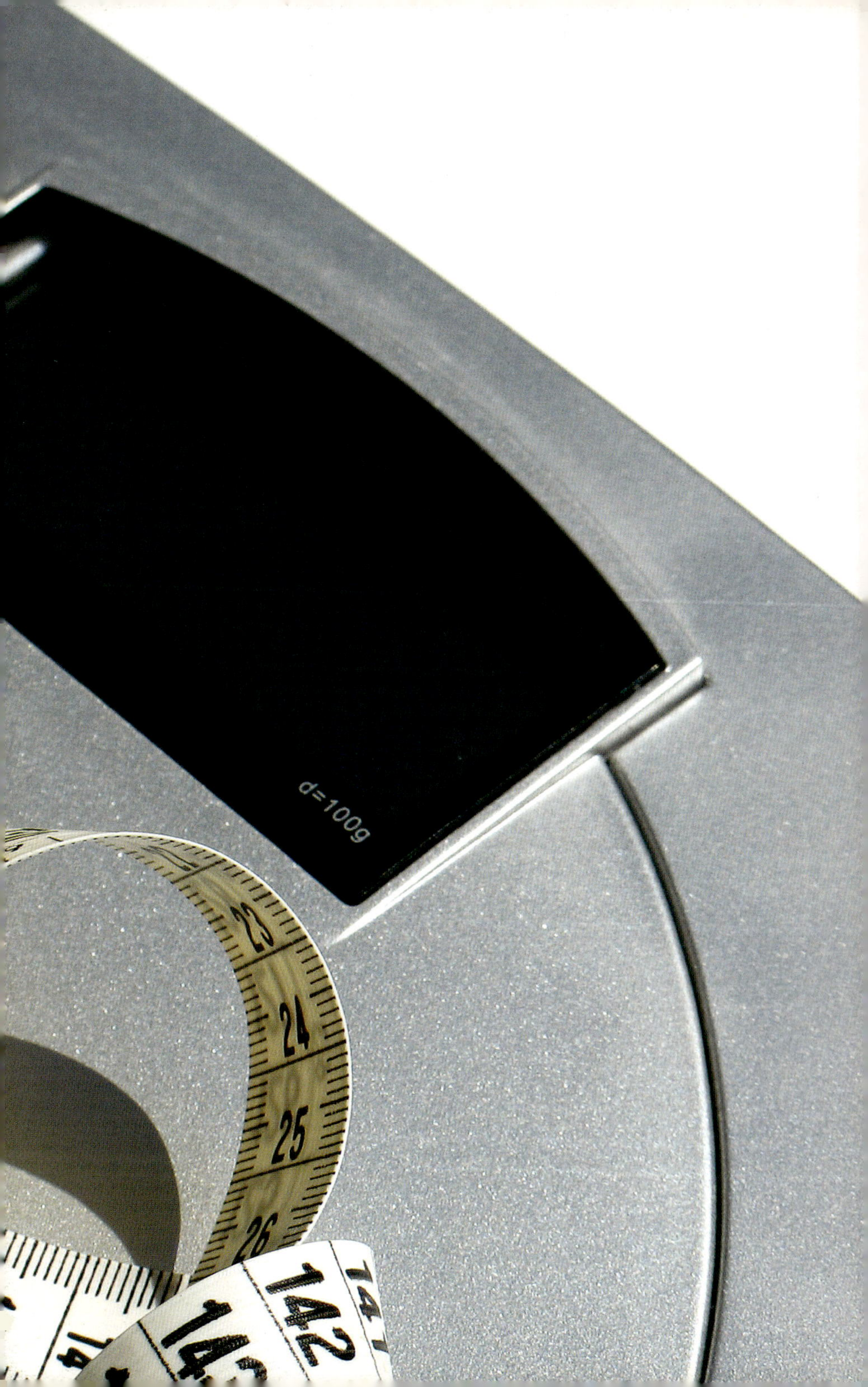
d=100g

Como podemos diagnosticar o excesso de peso?

Podemos diagnosticar através da avaliação de índices antropométricos. Consiste em um método onde utilizamos o peso e a estatura para calcular a relação peso/altura. A obesidade é considerada quando a relação é maior que 120.

Também podemos verificar o excesso de peso por meio do cálculo do índice de massa corporal (IMC), através de gráficos de referência, de acordo com o sexo e a idade. Se verificarmos os gráficos que se encontram nos anexos de 1 a 6, veremos que, se a relação peso/altura - IMC (peso/altura^2) estiver na linha mais forte, chamada de percentil 50, a criança estará com o peso ideal. Se estiver entre o percentil 85 e 95, a criança estará com sobrepeso e, acima de 95, será considerada obesa.

É importante dizer que somente esta avaliação não pode determinar a obesidade infantil. É necessário que os pais levem seus filhos ao pediatra e ao nutricionista para um melhor acompanhamento e para a realização de exames mais detalhados.

O que podemos fazer para melhorar a qualidade de vida e reverter o quadro de obesidade infantil?

1. Estimular o aleitamento materno;
2. Garantir uma introdução adequada de alimentos na primeira infância;
3. Garantir o acesso aos alimentos adequados, conforme sugerido acima;
4. Incentivar a atividade física;
5. Controlar as horas em que a criança passa na frente da televisão/computador;
6. Incentivar as mães a mandarem lanches escolares mais saudáveis. Com isso não haverá tanta diferença;
7. As próprias escolas podem contribuir através da educação para a saúde, para uma vida mais saudável, sempre envolvendo os pais nessas campanhas;
8. Muito importante é procurar um profissional nutricionista que o aconselhe nutricionalmente para que seu filho e a família realizem uma reeducação alimentar;
9. Garantir que a criança tenha um sono tranqüilo e na quantidade necessária de horas;
10. Os intervalos das refeições devem ser controlados para que não sejam longos, pois grandes intervalos levam a grandes refeições;
11. Não desistir de oferecer algum tipo determinado de alimento só por que a criança rejeitou na primeira vez. Devemos tentar repetidas vezes;
12. Determinar que o lugar para se fazer refeições, mesmo que pequena, deve ser na cozinha e não na frente da televisão;
13. Incentivar o consumo mais lento dos alimentos.

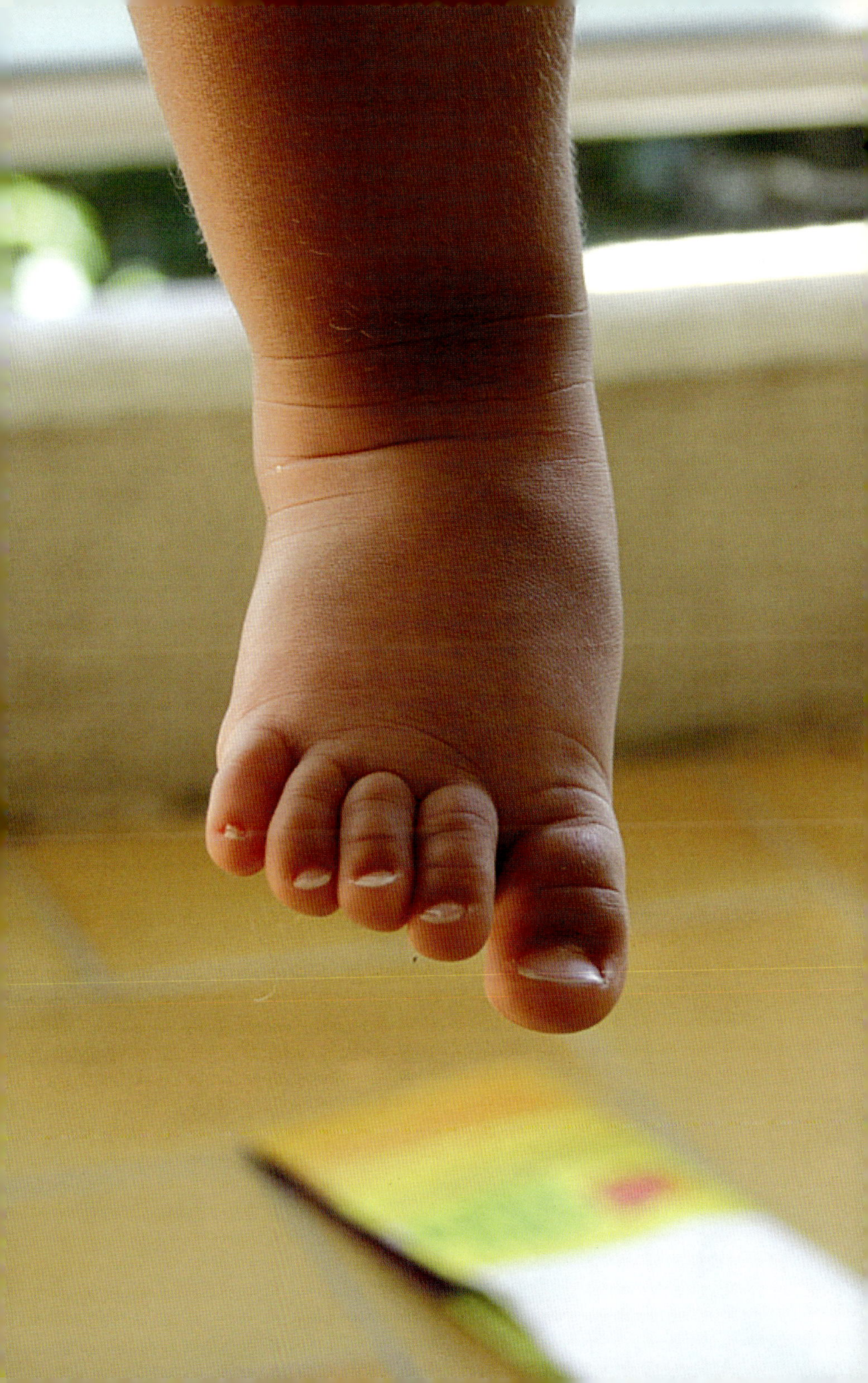

A importância do exercício para a obesidade

O exercício físico, como já foi apresentado anteriormente, é importante para o gasto do excesso de energia que está sendo armazenada. Isso faz também com que a criança se sinta mais disposta e entre em contato com outras crianças, aprendendo a importância da socialização. A atividade física é definida como qualquer movimento corporal produzido pela musculatura, desde que seja um gasto maior do que o gasto em repouso. Então podemos chamar de atividade física todas as atividades que as crianças realizam: domésticas, o deslocamento para a escola, entre outros deslocamentos (a pé), o lazer e o exercício físico.

É importante dizer que, se o seu filho estiver com excesso de peso, precisará passar por uma avaliação antes que seja definido o tipo de exercício físico que ele desenvolverá, a periodicidade e a duração do mesmo. Todas essas considerações são importantes para que seu filho tenha um gasto de energia de acordo com as suas condições físicas e com o seu consumo de alimentos. Os pais também precisam lembrar de que não devem sobrecarregar seus filhos com atividades externas. Deixar sempre um tempo para que eles possam "brincar" com os colegas. Brincadeira de bicicleta, roller, pega-pega entre outras estarão contribuindo ainda mais para a atividade, aptidão física e para o aumento do gasto energético.

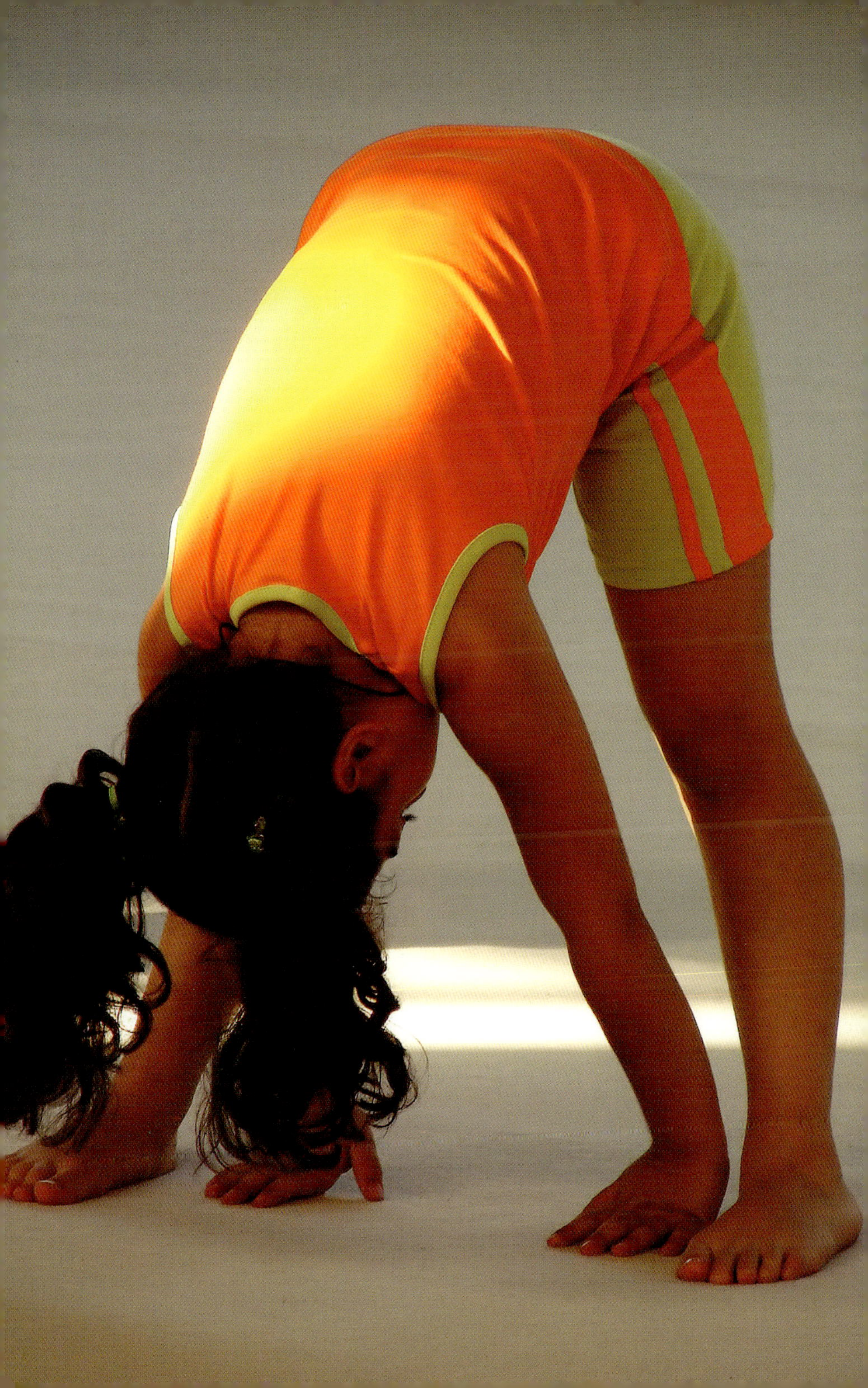

Diet e Light

Os pais devem evitar os alimentos diet e light que somente devem ser utilizados se indicados pelo nutricionista ou médico. Apresentamos a diferença entre esses dois tipos para que você compreenda a necessidade de cuidar na sua utilização.

O produto Diet (dietético)

- É especialmente formulado para dietas com RESTRIÇÃO dos componentes: carboidratos ou açúcares, gorduras, proteínas e sódio. Estes produtos não possuem o papel de ajudar no emagrecimento.
- São designados como produtos para: diabéticos, hipertensos e cardíacos.

O produto Light

- É aquele em que houve redução da quantidade de energia por substituição ou diminuição de, no mínimo, 35% do teor de nutrientes, em geral açúcares e gorduras. É utilizado para fins de emagrecimento e como restrição de certos nutrientes. SEMPRE CUIDAR PARA NÃO EXCEDER NA SUA UTILIZAÇÃO.

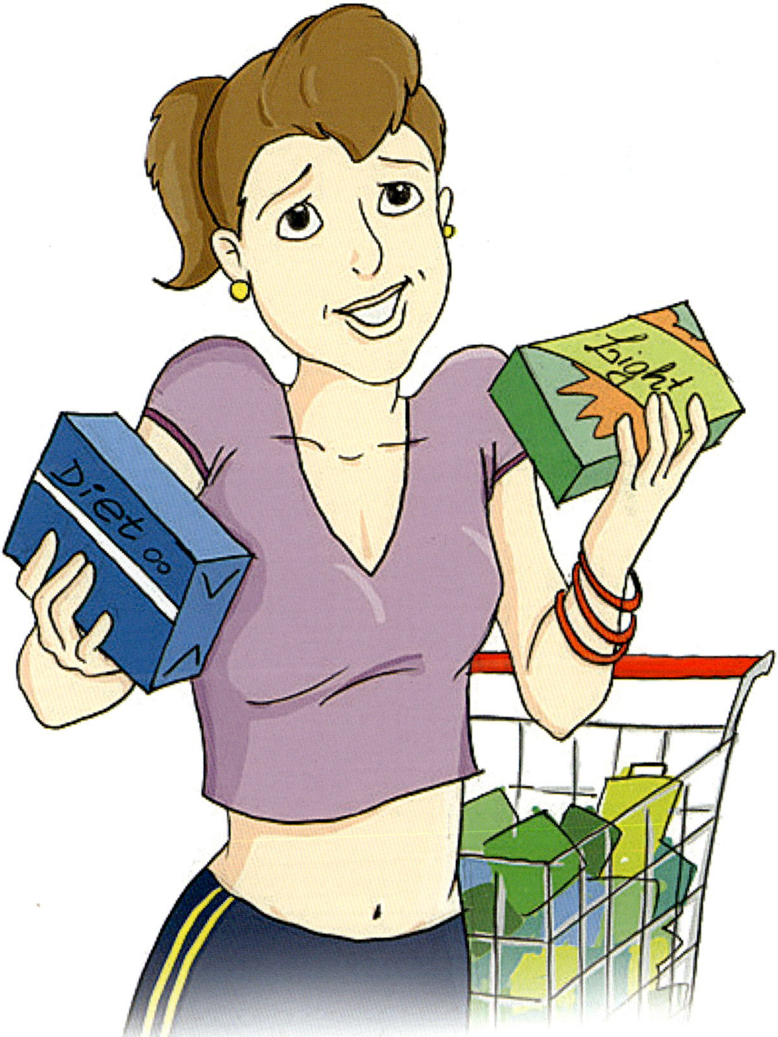
Diet
Light

Anexos

1) Gráfico de adequação de peso e altura por idade para meninas do nascimento aos 36 meses:

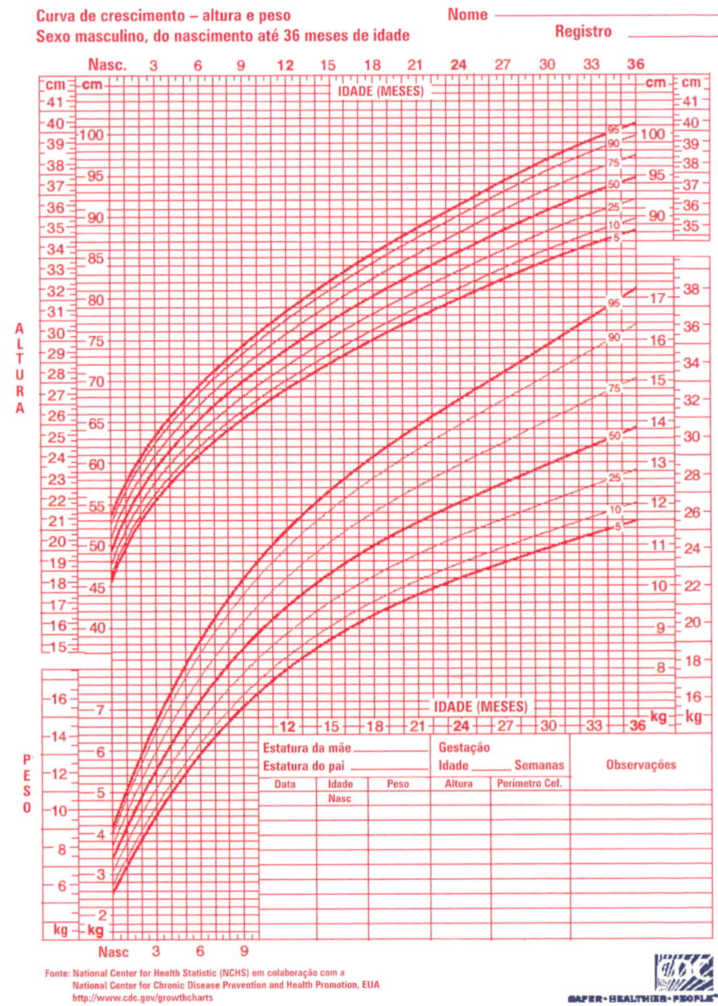

2) Gráfico de adequação de peso e altura por idade para meninos do nascimento aos 36 meses:

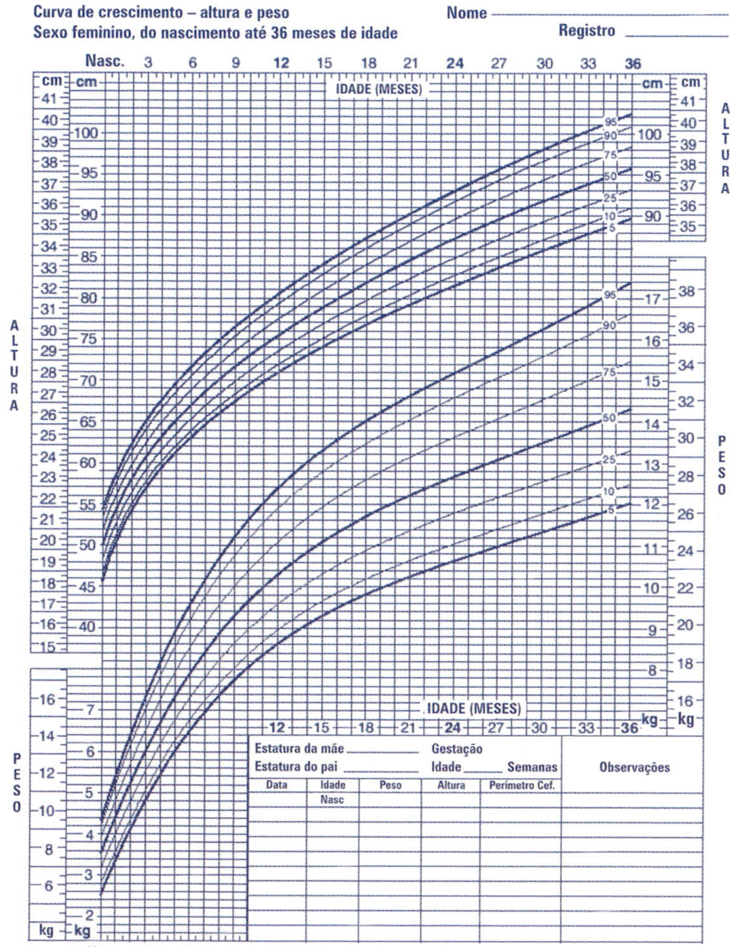

Fonte: National Center for Health Statistic (NCHS) em colaboração com a National Center for Chronic Disease Prevention and Health Promotion, EUA
http://www.cdc.gov/growthcharts

3) Gráfico de adequação de peso e altura por idade para meninos de 2 a 20 anos:

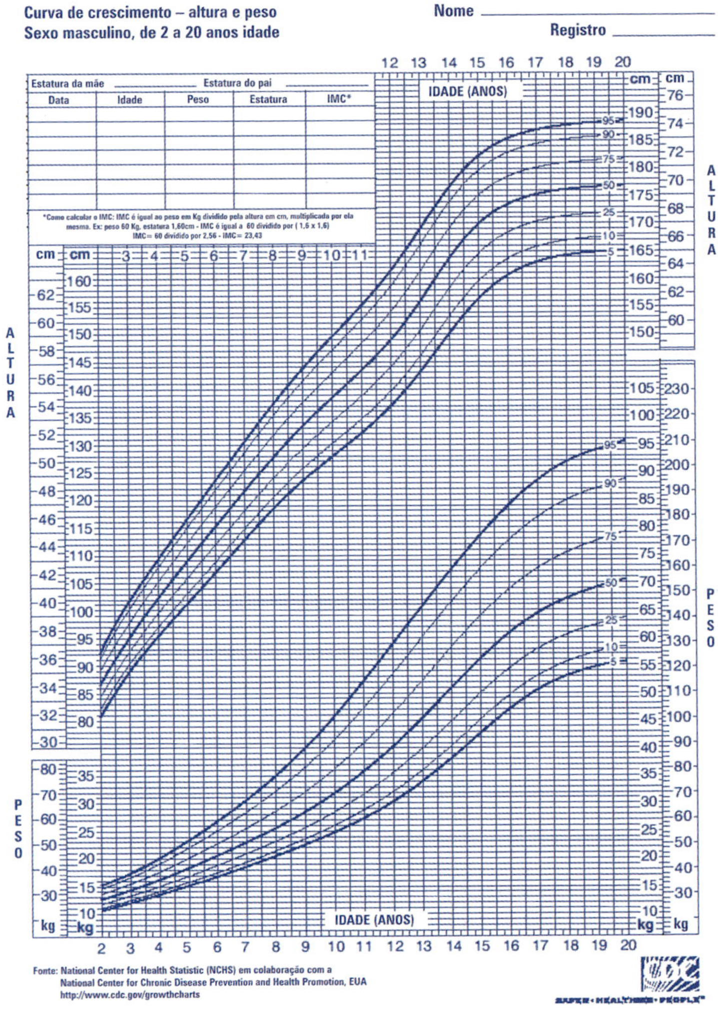

4) Gráfico de adequação de peso e altura por idade para meninas dos 2 aos 20 anos:

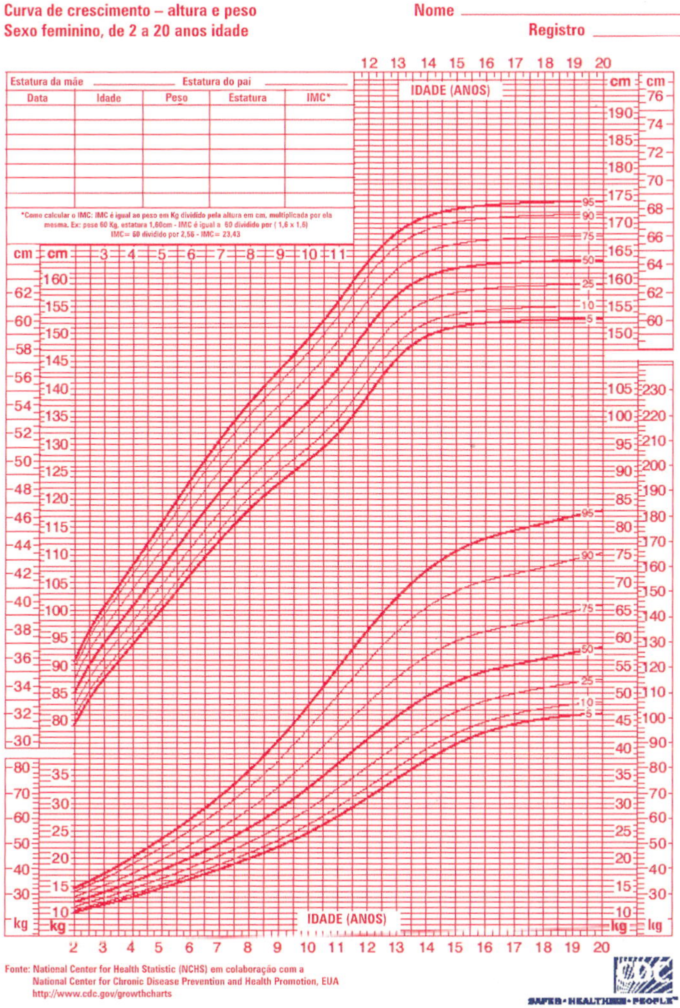

5) Gráfico de adequação do índice de massa muscular para meninos de 2 a 20 anos:

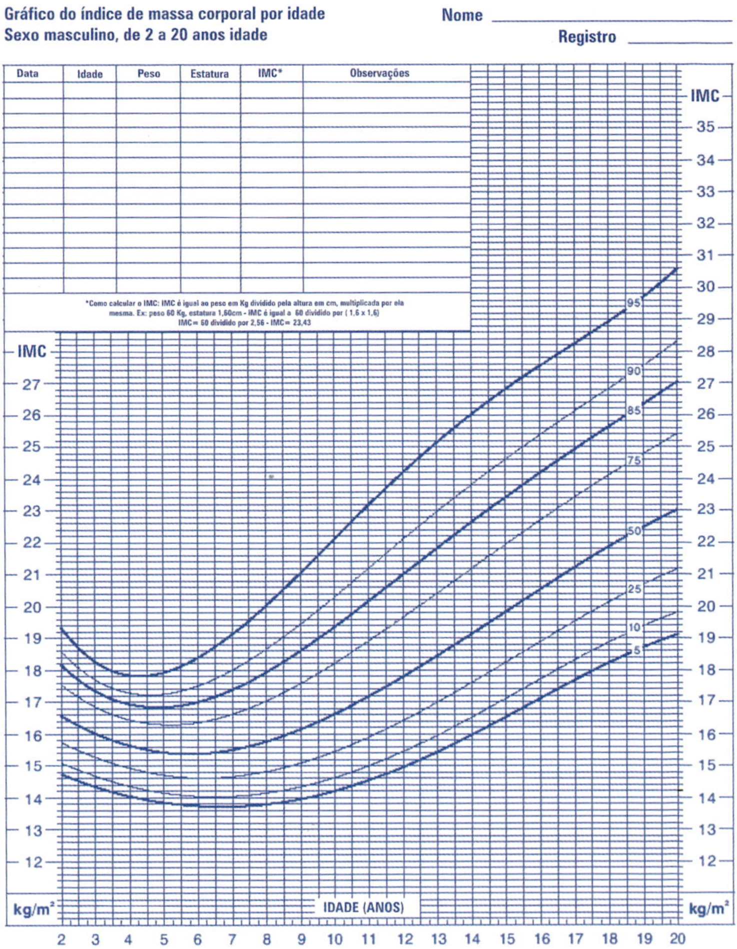

Fonte: National Center for Health Statistic (NCHS) em colaboração com a National Center for Chronic Disease Prevention and Health Promotion, EUA
http://www.cdc.gov/growthcharts

6) Gráfico de adequação do índice de massa muscular para meninas de 2 a 20 anos:

Gráfico do índice de massa corporal por idade
Sexo feminino, de 2 a 20 anos idade

Nome ____________________

Registro ____________

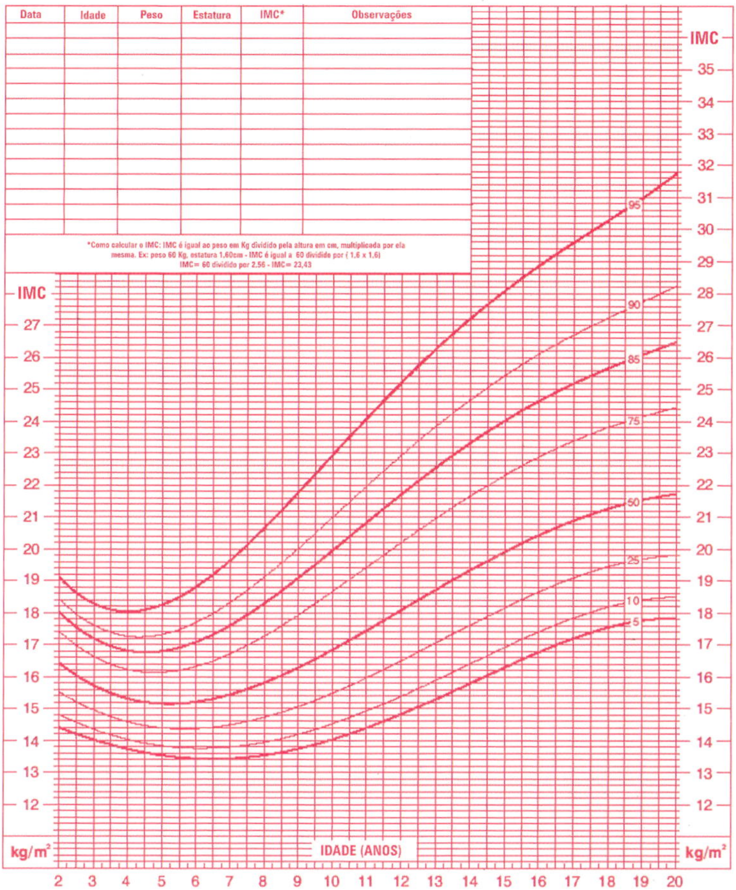

Fonte: National Center for Health Statistic (NCHS) em colaboração com a National Center for Chronic Disease Prevention and Health Promotion, EUA
http://www.cdc.gov/growthcharts

Bibliografia

- CARVALHO, Marcus Renato de; TAMEZ, Raquel Nascimento. Amamentação: bases científicas.2. ed. Rio de Janeiro: Guanabara Koogan, 2005. 452 p, il.

- GOULART, R.M.M. Obesidade Infantil: avaliação nutricional, hábitos alimentares e prevenção. Revista Nutrição Profissional, São Paulo, n.6, p 21-30, mar./abril, 2006.

- KRAUSE, Marie V; MAHAN, L. Kathleen; ESCOTT-STUMP, Sylvia. Krause alimentos, nutrição & dietoterapia.11. ed. São Paulo: Roca, 2005. xxxvii, 1242 p, il. Tradução de: Krause´s food, nutrition and diet therapy.

- KOCHI, C.: MONTE, O. Epidemia de Alta Complexidade e Graves Conseqüências:
Obesidade Infantil. Revista Nutrição Profissional, São Paulo, n.6, p 13-18, mar./abril, 2006.

- MINISTÉRIO DA SAÚDE. Dez passos para uma alimentação saudável – Guia Alimentar para Crianças Menores de 2 anos, Brasília, 2002.

- OLIVEIRA, C.L.: CINTRA, I de P.: FISBERG, M. Obesidade na infância e adolescência. Revista Nutrição Saúde e Performance. n5, p18-27, Julho/setembro 2004.

- REGO, José Dias. Aleitamento materno: um guia para pais e familiares. São Paulo: Atheneu, 2002.

- TORRES, A.L.: ALVES, E.D. A epidemia da obesidade infantil. Revista Nutrição Profissional. n.11, p 42-44, jan./fev. 2007.

- VÍTOLO, Márcia Regina. Nutrição: da gestação à adolescência. Rio de Janeiro: Reichman & Affonso, 2003. 322p.